NOUVELLE RÉPONSE

A

M. LE DOCTEUR VULFRANC GERDY,

RELATIVEMENT

AUX EAUX TRÈS-PEU SULFUREUSES D'URIAGE.

(Réponse qui, s'il le faut, ne sera pas la dernière),

PAR

Alph. Dupasquier,

Professeur de chimie à l'École de médecine de Lyon et à l'École Lamartinière,
Médecin de l'Hôtel-Dieu de Lyon, Doyen du Jury médical du
département du Rhône, membre du Conseil de salubrité,
Chevalier de la Légion-d'Honneur, etc.

> Les *équivoques*, Monsieur, sont de misérables moyens
> qu'il faut laisser aux hommes de la *grâce suffisante* et
> de la *grâce efficace*, aux jésuites : ils sont indignes de
> la science.

⸺◦◦◦⸺

LYON.

IMPRIMERIE DE DUMOULIN, RONET ET SIBUET.
Quai Saint-Antoine, n° 33.

⸺

1843.

NOUVELLE RÉPONSE

A

M. LE DOCTEUR VULFRANC GERDY,

RELATIVEMENT

AUX EAUX TRÈS-PEU SULFUREUSÉS D'URIAGE,

(Réponse qui, s'il le faut, ne sera pas la dernière),

PAR

Alph. Dupasquier,

Professeur de chimie à l'École de médecine de Lyon et à l'École Lamartinière,
Médecin de l'Hôtel-Dieu de Lyon, Doyen du Jury médical du
département du Rhône, membre du Conseil de salubrité,
Chevalier de la Légion-d'Honneur, etc.

> Les *équivoques*, Monsieur, sont de misérables moyens
> qu'il faut laisser aux hommes de la *grâce suffisante* et
> de la *grâce efficace*, aux jésuites : ils sont indignes de
> la science.

LYON.

IMPRIMERIE DE DUMOULIN, RONET ET SIBUET.

Quai Saint-Antoine, n° 33.

1843.

Lyon. — Impr. Dnmoulin, Ronet et Sibuet.

NOUVELLE RÉPONSE

A

M. LE DOCTEUR VULFRANC GERDY,

RELATIVEMENT AUX EAUX TRÈS-PEU SULFUREUSÉS
D'URIAGE.

Il y a bientôt un an que M. Vulfranc Gerdy, médecin-inspecteur de l'établissement thermal d'Uriage, a fait répandre avec profusion une nouvelle attaque contre mon travail analytique sur l'eau d'Allevard, sous la forme d'un long plaidoyer en faveur des eaux minérales soumises à son inspection.

La *courte réponse* que je fis alors à ce factum dut laisser à M. l'Inspecteur des eaux d'Uriage peu de satisfaction de sa nouvelle polémique.

Après une année de silence, M. Gerdy revient à la charge, et cela justement à l'ouverture même de son établissement thermal. De là il est arrivé que des gens (d'un esprit mal fait, j'en conviens) n'ont voulu voir dans cette dernière émanation de la plume de M. Gerdy qu'un nouveau prospectus pour ce qu'on pourrait appeler sa marchandise.

Pour moi, j'aime à croire que dans ce dernier opuscule de M. Gerdy, il s'agit simplement de science, et je vais lui répondre de nouveau, comme je le ferai encore plus tard, s'il lui plaît de continuer cette discussion. J'ai pour moi les faits et la vérité : c'est une base qui ne manque jamais.

Cette année, comme les années précédentes, M. Gerdy, en travail de cette dernière élucubration, a perdu la mémoire de tout ce qu'il avait publié auparavant. Cet oubli involontaire l'a mis fort à l'aise pour établir son argumentation nouvelle. Malheureusement pour la cause que défend M. Gerdy, je n'ai rien oublié de ses anciennes assertions : M. l'Inspecteur d'Uriage en aura la preuve dans cette *Réponse*.

La dernière brochure de M. Gerdy se compose de deux parties très-distinctes, dont la première, toute scientifique, du moins en apparence, n'est évidemment placée avant la seconde que pour lui servir de passe-port. Examinons la valeur de l'une et de l'autre.

I.

La première partie est une macédoine sulfureuse où M. Gerdy a fait faire les évolutions les plus compliquées et les plus hazardeuses au soufre et à divers de ses composés. Cette dissertation, quelque peu indigeste pour les personnes qui ne sont pas versées dans les recherches les plus minutieuses des laboratoires de chimie, a du moins cet avantage pour son auteur, de paraître aux lecteurs toute bouffie de science, ce qui peut produire une certaine illusion relativement à la valeur des arguments de la seconde partie. Pour les hommes adonnés spécialement à l'analyse des eaux minérales, tous ces détails, si compliqués, si profondément savants en apparence, ne leur apprennent *rien* qu'ils ne sussent parfaitement, et ne les empêchent pas de voir d'une manière claire et nette qu'il n'y a *rien*, absolument *rien* de nouveau et d'utile au milieu de ce labyrinthe scientifique créé par l'imagination facile de M. l'Inspecteur des eaux minérales d'Uriage.

Que prouve, en effet, cette kirielle de mélanges sulfureux, étrangers, pour la plupart, à la composition des eaux minérales? que M. Gerdy s'est beaucoup tourmenté cet hiver, dans un laboratoire de la capitale, mais, hélas! sans succès, pour prendre en défaut ma méthode d'analyse, pour jeter des doutes sur sa valeur, et secondairement sur l'emploi que j'en ai fait pour reconnaître la proportion du principe sulfureux de l'eau d'Uriage. — Mais, j'en suis fâché pour M. Gerdy, tous ses efforts, toutes ses recherches, tous ses raisonnements, n'embrouilleront pas la question de l'analyse chimique des eaux sulfureuses : par mes travaux, sa solution est devenue infiniment plus simple et plus exacte que celle de toutes les autres parties de l'analyse des eaux minérales. L'assentiment unanime des chimistes les plus distingués, et particulièrement de ceux qui sont spéciaux dans la matière, me donne le droit de parler ainsi. Dernièrement encore, le savant professeur de la Faculté de médecine de Montpellier, M. Bérard, me faisait l'honneur de m'écrire : *Depuis que vous avez proposé votre procédé pour la détermination du soufre dans les eaux minérales, j'ai eu plusieurs fois l'occasion de le mettre en pratique, et j'ai reconnu qu'il était d'une exécution facile et d'une* EXACTITUDE INFINIMENT SUPÉRIEURE A CELLE DE TOUTES LES AUTRES DÉTERMINATIONS DE CE GENRE D'ANALYSE. *Ainsi, grâce à cette découverte, ce qui, dans les eaux minérales, n'était connu que d'une manière* APPROXIMATIVE, *deviendra la détermination* LA PLUS EXACTE ET LA PLUS IRRÉPROCHABLE. (Lettre du 25 mai 1843). — Le jeune et habile chimiste qui a fait, il y a quelques années, le meilleur travail analytique qui existe sur les eaux d'Aix-en-Savoie, M. Bonjean, m'écrivait de son côté, le 28 juin dernier, à propos d'un moyen qu'il venait de découvrir pour reconnaître l'iode dans les eaux minérales : *L'iode et le soufre étaient les deux corps les plus difficiles et les plus longs, l'un à constater, quand il y en avait très-peu, l'autre à doser; aujourd'hui ces deux questions se trouvent complètement résolues; je le crois, pour la mienne aussi (la présence de l'iode), car pour la vôtre,* C'EST DÉJA JUGÉ SANS APPEL.

Jusqu'à présent je n'ai trouvé qu'un seul contradicteur, c'est M. Gerdy. — Il est fâcheux sans doute d'avoir, même pour unique opposant, M. l'Inspecteur des eaux d'Uriage; heureusement j'ai, pour compenser la privation de son suffrage, d'assez valables motifs de consolation, puisque ma méthode a obtenu l'assentiment de l'Institut, celui de l'Académie royale de médecine, et celui de la généralité des chimistes qui s'occupent de l'analyse des eaux minérales.

Quand j'ai dit qu'il n'est rien résulté de toute l'expérimentation sulfureuse de M. Gerdy, j'oubliais une chose importante, son *nouvel oxacide du soufre!* Certainement M. Gerdy ne nous a pas appris à séparer et à doser isolément, par le sulfhydromètre, les divers composés sulfureux des eaux minérales; nous le savions et nous l'avons indiqué et pratiqué avant lui ; mais il a fait bien mieux, il a trouvé un *nouvel oxacide du soufre.* — Certes, c'était là du nouveau ! — Malheureusement cette grande découverte n'a pas tardé à se dissiper en fumée. — Huit jours après sa naissance, ce *nouvel oxacide du soufre,* ce pauvre enfant imaginaire des recherches de M. Gerdy, périssait de mort violente, en présence de l'Institut, sous la preuve donnée par MM. Fordos et

Gélis que M. Gerdy *s'était trompé!* (*Comptes rendus de l'Académie des sciences, séance du* 29 *mai* 1843.)

Parturiunt montes, nascetur ridiculus mus.

Hor.

II.

J'arrive à la seconde partie, à celle où il est question du véritable sujet de la brochure de M. Gerdy, car, je le répète, la première n'avait pour objet que de faire croire à la valeur de l'autre partie.

Qu'avons-nous trouvé dans la première? — Une apparence, un faux-semblant de travail scientifique, et pour toute nouveauté, une erreur. — La seconde a-t-elle plus de fond, plus de solidité? Pas davantage; moins encore, s'il est possible.

Rien de plus frêle, rien de moins substantiel, rien de plus fragile, pour ne pas dire rien de plus misérable, que la nouvelle argumentation de mon contradicteur en faveur de l'eau d'Uriage, contre l'eau d'Allevard et son analyse. — Sur quoi est-elle fondée?

Sur des assertions contradictoires à des assertions précédentes;

Sur des inconséquences scientifiques impardonnables quand on fait de la science sérieusement; .

Sur des équivoques, enfin, sur de pauvres subtilités de mots, employées à déguiser de palpables erreurs de fait.

Assertions contradictoires et autres inconséquences scientifiques.

Nouvel Épiménide, M. Gerdy s'endort chaque année, puis se réveille avec l'oubli de tout ce qu'il a dit précédemment, et se remet en campagne armé de nouveaux arguments , sans se rappeler qu'ils contre-disent et démentent de tous points ceux qu'il a précédemment employés. Malheureusement pour son argumentation, beaucoup de ses lecteurs, et je suis de ce nombre, se souviennent parfaitement de tout ce qui est effacé de sa mémoire. Exemples :

Dans son avant-dernière brochure, M. Gerdy, comme argument contraire à l'emploi du sulfhydromètre, disait que l'iode réagit sur les carbonates alcalins qui existent en effet dans quelques eaux minérales; cette année il dit au contraire : *Si l'iode agit un peu sur les carbonates alcalins neutres, c'est à un degré si faible que cette action me paraît dépendre d'un petit excès d'alcali, et non point du carbonate lui-même, qui n'est nullement décomposé.* (Mémoire de 1843, p. 4.)

Il y a deux ans, M. Gerdy soutenait que l'eau d'Uriage était fortement minéralisée par des sulfures alcalins, et se fondait pour cela sur une analyse de M. Berthier. — L'année dernière, au contraire, comme j'avais prouvé que le sulfhydromètre indique le soufre des sulfures, M. l'Inspecteur d'Uriage disait en propres termes : *J'ai vainement cherché à plusieurs reprises des sulfures dans l'eau d'Uriage. J'ai vainement employé le proto-sulfate de manganèse, je n'ai obtenu, par ce réactif, aucun précipité, du moins aucun précipité notable et dont la quantité pût être évaluée.* Il n'y a donc point de sul-fures, *ou il n'y en a* que des traces; *mais il y a* des hyposulfites en quantité assez considérable. (Bro-chure de 1842, p. 22.)

Cette année c'est autre chose; l'existence des hypo-sulfites qui, selon un autre passage de M. Gerdy (broch. de 1842, page 12), *existent en abondance dans l'eau d'Uriage,* est devenue, pour mon contradicteur, plus que douteuse; car il avoue humblement qu'il ne les a admis que par *induction.* — Par INDUCTION ! l'aveu est bon à noter : je voudrais bien savoir ce que penseront les chimistes de ce nouveau moyen d'analyse quantitative , *l'induction !* — Quoi qu'il en soit , M. Gerdy lui-même ne paraît plus avoir foi ni à l'induction, ni à l'existence d'une abondance d'hyposulfites dans l'eau d'Uriage, car voici comme il s'exprime : *Ce n'était donc qu'une induction, mais une induction,* POUR MOI, EN QUELQUE SORTE NÉCESSAIRE *dans l'état de la science. Par suite des dernières recherches auxquelles je me suis livré, j'espère maintenant pouvoir arriver à des déterminations plus précises, et si je reconnaissais qu'*IL N'Y A POINT D'HYPOSULFITES DANS L'EAU D'URIAGE, *et que le soufre qui m'avait paru ainsi combiné est simplement du soufre hydraté, M. Dupasquier croit-il que j'en éprouverais quelque chagrin ? Nullement, car j'aime bien autant le soufre à ce dernier état qu'à l'état d'hyposulfite.* (Mémoire de 1843, p. 43.)

Que M. Gerdy éprouve ou n'éprouve pas de chagrin de la non existence des hyposulfites dans l'eau d'Uriage ; qu'il aime autant ou qu'il aime mieux le soufre hydraté que les hyposulfites dans cette eau minérale, cela est assez indifférent aux médecins : ce qu'il leur importe de connaître, c'est la véritable composition de cette eau. Or, la discussion est tout entière sur ce point, et M. Gerdy disait, il y a un an (par induction, il est vrai), que *les hyposulfites y existent en abondance.* Cela est-il, ou cela n'est-il pas ? voilà la question. — M. l'Inspecteur d'Uriage ne sait plus qu'en dire ! La vive affection qu'il porte aujourd'hui au soufre hydraté peut faire penser cependant qu'il penche pour la négative. — Il n'y aurait donc pas lieu de s'étonner, je ne serais donc pas étonné moi-même (et pour cela il y a plus d'une raison) si, dans un an, plutôt ou plus tard, ces pauvres hyposulfites des eaux d'Uriage avaient subi le sort des sulfures alcalins qui, après y avoir été prédominants, ont fini, ou à peu près, par en disparaître.

Faut-il encore un exemple de ces inconséquentes contradictions? en voici un qui n'est pas moins remarquable que les précédents :

Dans la brochure de 1842, M. Gerdy avait dit : *L'eau d'Uriage* (examinée le 1er juin) *contenait, à divers états de combinaison,* DEUX FOIS ET DEMIE AUTANT DE SOUFRE QUE L'EAU D'ALLEVARD (à la même époque). — *Et j'espère,* ajoutait-il, *que l'on ne me contestera pas la valeur de mon procédé appliqué à l'eau d'Allevard, puisqu'il m'a donné des résultats plus élevés que ceux fournis par le sulfhydromètre* (page 24). — Le 7 juin, M. Gerdy faisait une seconde expérience qui lui donnait encore une quantité de soufre plus que double de celle fournie par l'eau d'Allevard (p. 25).

A la page 24 de la même brochure, M. Gerdy disait enfin que *la source d'Uriage contenait, en acide sulfhydrique et en hyposulfites, deux fois et demie autant de soufre que l'eau d'Allevard.* (Il ne parlait plus alors des sulfures, et passait sans y faire attention sur le soufre hydraté qui lui est aujourd'hui si cher.)

Voilà, certes, des affirmations bien positives! Comment douter, d'après cela, que M. Gerdy ne soutienne définitivement que l'eau d'Uriage contient deux fois et demie autant de soufre que l'eau d'Allevard?

Il n'en est rien pourtant! comme ces affirmations ne reposaient que sur une *induction,* c'est-à-dire sur une *supposition pure et simple;* comme M. Gerdy, après avoir abandonné les sulfures, voit encore en perspective les hyposulfites lui échapper, il se hâte de dire dans sa brochure de cette année : *Quand j'ai publié, l'année dernière, les résultats de mes expériences sur les eaux d'Allevard et d'Uriage,* JE ME SUIS GARDÉ D'EN CONCLURE QUE L'EAU D'URIAGE L'EMPORTAIT PAR SES PRINCIPES SULFUREUX *comme elle l'emporte par ses principes salins* (page 49). — J'en demande pardon à M. Gerdy, mais on vient de voir qn'il a dit positivement le contraire !

Ce que M. Gerdy affirmait l'année dernière, pourquoi ne le soutient-il plus cette année? — *Parce que,* dit-il, *il ne suffit pas d'un seul examen pour porter un jugement sur les principes sulfureux de l'eau d'Allevard comme sur ceux de l'eau d'Uriage* (p. 49). — Mais M. Gerdy n'a pas fait une seule analyse, il en a fait deux (le 1ᵉʳ et le 7 juin), et toutes deux lui ont donné à très-peu près le même résultat. Il y a un an qu'il avait d'ailleurs une entière confiance à ce résultat, puisqu'il terminait le résumé où il affirme que l'eau d'Uriage contient deux fois et demie autant de soufre que celle d'Allevard, en disant : *Tous ces faits je ne les ai point avancés à la légère ; je suis prêt à en fournir la preuve* (p. 34).

Si M. Gerdy ne croit plus aujourd'hui à ce qu'il affirmait il y a un an, c'est sans doute parce qu'il n'a plus une confiance entière à son procédé, et en particulier, parce qu'il se méfie de *l'induction :* je ne puis, à cet égard, qu'applaudir au scrupule de conscience de mon adversaire.

Mais en voilà assez sur les contradictions de M. Gerdy : passons maintenant à l'examen de son autre moyen d'argumentation, aux équivoques.

Équivoques en réponse à des faits.

J'étais loin de m'attendre, je l'avoue, à trouver dans une discussion scientifique de nouveaux exemples de ces misérables subtilités au moyen desquelles les faits réels, positifs, irrécusables, se trouvent plus ou moins habilement atténués ou contredits par des ambiguités de langage. — Je croyais que Pascal nous avait pour toujours débarrassé de ce genre d'argumentation qu'il a si bien flagellé et meurtri des verges de son impitoyable ironie. — Je me trompais.

Qu'on en juge.

Lorsqu'il publiait son avant-dernière brochure, M. Gerdy *ignorait complètement, absolument* (quoique j'eusse indiqué cette réaction dans mon Mémoire sur le sulfhydromètre) que *l'iode,* dans l'opération sulfhydrométrique, *décompose les hyposulfites comme l'acide sulfhydrique et les sulfures alcalins,* et qu'il se comporte alors de la même manière relativement à la coloration de l'amidon. Ce fait (l'ignorance où était M. Gerdy de cette altération) est bien explicitement indiqué dans les passages suivants de sa brochure :

Page 20. — M. Dupasquier m'a déjà répondu que, par son procédé, il apprécie les sulfures tout aussi bien que l'acide sulfhydrique. Je le sais ; mais CE QU'IL N'APPRÉCIE PAS, CE SONT LES HYPOSULFITES, qui existent en abondance dans l'eau d'Uriage et point à Allevard.

Page 19. — L'assertion de M. Dupasquier (relativement à la quantité de soufre de l'eau d'Uriage) *serait jusqu'à un certain point véridique si*, comme je l'ai dit il y a trois ans, on ne tenait compte, dans l'eau d'Uriage, que des *principes sulfureux appréciables par le sulfhydromètre,* c'est-à-dire, *du gaz sulfhydrique* TOUT SEUL.

Page 20. — M. Dupasquier *n'a pu apprécier* dans l'eau d'Uriage, *par son procédé, que l'acide sulfhydrique,* et NULLEMENT *le soufre qui s'y trouve à un autre état de combinaisons.*

M. Gerdy, quand il écrivait les passages qu'on vient de lire, ignorait donc bien que l'iode décompose les hyposulfites comme les sulfures. De l'ignorance de ce fait, il arrivait donc à cette conséquence, qu'en indiquant la quantité de soufre de l'eau d'Uriage, *je n'avais pu déterminer, et je n'avais déterminé en effet que celui de l'acide sulfhydrique* TOUT SEUL, *et* NULLEMENT *celui des hyposulfites.* — En d'autres termes, le résultat de mon analyse était inexact, selon M. Gerdy, parce qu'il ne représentait que le soufre de l'acide sulfhydrique TOUT SEUL. Il fallait donc y ajouter celui des hyposulfites que l'iode du sulfhydromètre n'avait pu NULLEMENT indiquer. — *M. Gerdy était si bien convaincu de tout cela* qu'il disait encore dans son résumé, à la page 32 : — *M. Dupasquier n'apprécie dans l'eau d'Uriage* QUE LE GAZ SULFHYDRIQUE *et* NULLEMENT LES HYPOSULFITES *qui y sont en proportion bien plus considérable, ce qui annule complètement le résultat de son analyse.*

Voilà, certes, qui est clair, qui est positif. Je n'avais indiqué que *le soufre de l'acide sulfhydrique* TOUT SEUL, et NULLEMENT *celui des hyposulfites !*

Que répondis-je à cette assertion que M. Gerdy croyait sans doute sans réponse ? — Que M. l'Inspecteur d'Uriage était dans l'erreur ; *que les hyposulfites donnent lieu, dans l'analyse sulfhydrométrique, à la même réaction que les sulfures de l'acide sulfhydrique ; que, tant qu'il reste une trace d'hyposulfite, l'iode ne bleuit pas l'amidon, la sensibilité de ce corps pour les hyposulfites n'étant pas moins remarquable que celle qu'il montre à l'égard des sulfures et de l'acide sulfhydrique.* — J'ajoutais ensuite : *Puisque le sulfhydromètre peut indiquer le soufre des hyposulfites comme il indique celui des sulfures et de l'acide sulfhydrique, il ne peut donc exister dans l'eau d'Uriage, laquelle marque seulement 3° sulfhydrométriques, qu'une quantité très-minime d'hyposul-*

fites, SI TOUTEFOIS IL EN EXISTE (1). — *Et quant au chiffre du soufre représenté par ces* 3°, *loin qu'il faillè l'augmenter, il doit au contraire être réduit de toute la quantité de celui des hyposulfites, ces derniers,* ajoutais-je plus loin, *ne devant pas être comptés parmi les principes véritablement sulfureux des eaux minérales.*

Ainsi, qu'on me permette de le répéter encore, ce n'était pas moi qui m'étais trompé, mais c'était M. Gerdy lui-même qui était dans l'erreur, et cela parce qu'il ignorait que l'iode décompose complètement les hyposulfites, et peut en conséquence indiquer non seulement le soufre de l'acide *sulfhydrique tout seul,* mais encore celui des hyposulfites. — Telle était la substance de ma réponse ; n'était-elle pas bien claire, bien nette et bien précise ?

Or, comment M. Gerdy élude-t-il actuellement ce fait bien démontré, qu'il ignorait la réaction de l'iode sur les hyposulfites, d'où il résulte que c'est lui qui s'est trompé et non pas moi ? Par une équivoque, laquelle repose sur ce fait, que *la proportion d'iode absorbée et décolorée par un hyposulfite est* DIFFÉRENTE *de celle qu'absorbe un sulfure* (nouvelle brochure, page 42). — Puis, tout fier d'avoir trouvé cette *bonne raison,* M. Gerdy s'écrie avec une assurance incroyable : *Autant de mots, autant d'erreurs !*

Ce ton d'assurance que montre mon adversaire, et cela après s'être aussi lourdement trompé, a vraiment de quoi confondre ! car, enfin, de quoi s'agissait-il ? — De savoir si *l'iode indique le soufre de l'acide sulfhydrique* TOUT SEUL, *et* NULLEMENT *celui des hyposulfites,* comme le prétendait M. Gerdy dans son ignorance de la réac-

(1) On a vu précédemment que j'avais bien raison d'en douter.

tion de l'iode sur ces sels. — C'était là toute la question; je n'avais donc pas à m'occuper des proportions différentes de soufre déplacées par l'iode, en réagissant sur l'acide sulfhydrique et sur les hyposulfites; je n'avais à prouver qu'une chose, et cette chose je l'avais prouvée : *que l'iode peut déterminer non seulement le soufre de l'acide sulfhydrique* TOUT SEUL, *mais encore le soufre des hyposulfites;* ce que M. Gerdy ignorait et niait, en conséquence (1).

En résumé : M. Gerdy, pour déguiser son ignorance d'un fait et l'erreur dans laquelle cette ignorance l'avait fait tomber, a employé une équivoque au moyen de laquelle il est venu m'accuser moi-même d'avoir commis une erreur. Cela a pu lui paraître une fort *habile* manœuvre. Pour moi, je laisse à mes confrères, et particulièrement aux chimistes, le soin de l'apprécier, et de décider en conséquence si elle ne mériterait pas une autre épithète.

(1) **En répondant à M. Gerdy, je savais fort bien, et je ne pouvais l'ignorer, que l'iode déplace plus de soufre en décomposant les hyposulfites qu'en décomposant les sulfures, et si j'avais voulu doser séparément le soufre des sulfures et le soufre des hyposulfites d'une eau minérale, j'aurais pu le faire sans difficulté, car j'en avais déjà les moyens, comme je l'ai indiqué dans la note suivante, placée à la page 10 de ma** *Courte réponse* **à M. Gerdy :**

« *L'action de l'iode sur les hyposulfites était même la seule objection sérieuse qui empêchait que le sulfhydromètre pût servir dans tous les cas d'analyse des eaux sulfureuses. Cette objection n'existe plus. M. O. Henry, dans son Rapport à l'Académie royale de médecine, a indiqué un moyen de déterminer isolément, par le sulfhydromètre, le soufre soit de l'acide sulfhydrique, soit des sulfures, soit des hyposulfites.* — *De mon côté, j'ai trouvé un moyen très-simple d'arriver au même résultat, en opérant à la source même et en quelques minutes* »

Mais ce n'est rien encore.

Voici une autre manœuvre de stratégie polémique bien autrement habile, et qui donnera, je n'en doute pas, une très haute idée des ressources d'argumentation de mon adversaire :

Au moyen des mots *sels desséchés ou anhydres,* qu'il interprète à sa manière, M. Gerdy, qui avait avancé un fait *évidemment faux,* c'est-à-dire que mon analyse de l'eau d'Allevard porte des *proportions salines considérables, presque* TRIPLES *de celles obtenues par les autres observateurs* (brochure de 1842, p. 33), au lieu de reconnaître qu'il s'était trompé de très-bonne foi, en prenant un chiffre pour un autre, ce qui était tout simple, mais ce qui ne faisait pas son compte ; M. Gerdy, dis-je, équivoque fort adroitement pour échapper à la nécessité d'avouer une erreur, et ce moyen il l'emploie avec une assurance si imperturbable qu'il va jusqu'à jouer l'étonnement à l'égard de la réponse nette et précise que je lui ai faite, et à dire : *J'ai relu plus d'une fois ce passage avant de pouvoir me persuader que M. Dupasquier l'avait écrit* (p. 47).

Pour moi, j'ai relu dix fois cette incroyable page de mon adversaire, sans pouvoir me persuader, à mon tour, non seulement qu'il l'avait écrite, mais encore qu'il osait l'avouer.

Entrons dans quelques détails qui sont nécessaires pour bien faire comprendre les motifs de mon étonnement, de ma stupéfaction.

Les sels qui existent en solution dans les eaux minérales peuvent être obtenus sous deux états : 1° *desséchés* ou *anhydres,* c'est-à-dire absolument privés d'eau, même d'eau de cristallisation ; 2° cristallisés. — Quelques sels cristallisés, comme par exemple le carbonate de chaux, ne retiennent point d'eau en combinaison ; mais il en est d'autres qui, étant cristallisés, en contiennent une quantité considérable, tel est le sulfate de soude dont les cristaux sont ainsi composés :

Sulfate de soude anhydre. . 44,23 \
Eau combinée ou eau de   100 sulfate de soude \
cristallisation. 55,77   cristallisé.

Quand on chauffe suffisamment les cristaux contenant de l'eau en combinaison, l'eau s'évapore et il ne reste plus que le *sel desséché* ou *anhydre*. Par sels *desséchés* ou *anhydres* on désigne donc les sels *absolument* privés d'eau, soit mélangée, soit combinée, par une dessication au feu ; par sels *cristallisés* on comprend les sels contenant toute l'eau de cristallisation, ou l'eau combinée qu'ils peuvent retenir, et point d'autre. Tous les chimistes sont d'accord à cet égard : il n'y a pas deux manières d'entendre ces expressions.

Dans l'analyse des eaux minérales, le plus ordinairement, on se borne à donner le poids des sels à l'état de sels desséchés ou anhydres, et l'on n'indique même pas qu'ils sont desséchés, car cela est sous-entendu. Mais quelquefois on établit comparativement une deuxième colonne où les sels sont cristallisés, c'est-à-dire, où leur poids est augmenté de celui de l'eau qu'ils peuvent retenir en combinaison. — Le poids des sels cristallisés est établi simplement par le calcul ; car on sait combien 100 parties d'un sel desséché ou anhydre peuvent prendre d'eau pour devenir un sel cristallisé. — Dans mon analyse de l'eau d'Allevard, j'ai donné ainsi un double résultat en établissant deux colonnes de chiffres : l'une pour les sels desséchés ou anhydres, dont le total est 2 gram. 240 ; l'autre pour les mêmes sels supposés cristallisés, et dont le total, comprenant alors l'eau de combinaison, s'élève à 3 gr. 539. — Voilà les faits bien établis.

Voyons maintenant comment M. Gerdy s'y est pris pour trouver que mon analyse porte des *proportions salines considérables, presque* TRIPLES de celles obtenues par les autres chimistes. À-t-il comparé, comme il devait le faire, le total de mes sels desséchés ou anhydres à celui des sels desséchés ou anhydres des autres chimistes, ou bien le total de mes sels cristallisés à celui des sels cristallisés établi par mes confrères? — *Point!* — Par erreur, sans doute, mon adversaire a opposé le total des sels desséchés ou anhydres des analyses faites par d'autres chimistes, à celui des sels cristallisés de mon analyse, c'est-à-dire qu'il a comparé 1 gr. 428 de sels desséchés ou anhydres, poids trouvé par MM. Breton et Gueymard, et 1 gr. 518, poids trouvé par M. Leroy, au total de mes sels cristallisés, c'est-à-dire à 3 gr. 539. — Au lieu de 2 gr. 240, total de mes sels desséchés ou anhydres! — Cela fait, M. Gerdy en a conclu ce qui suit : — M. DUPASQUIER S'EST ÉVIDEMMENT TROMPÉ DANS SES CALCULS OU DANS SES OBSERVATIONS *au sujet des principes salins de l'eau d'Allevard, car il déclare lui-même, comme MM. Breton et Gueymard, comme M. Leroy, etc., que l'eau d'Allevard est faible sous ce rapport, et dans son analyse cependant il indique des* PROPORTIONS SALINES CONSIDÉRABLES, *presque* TRIPLES *de celles obtenues par les autres observateurs, même en des temps de grande concentration.* (Broch. de 1842, p. 32-33.)

Qu'ai-je répondu à M. Gerdy? Que ce fait était FAUX! c'est-à-dire que je n'avais pas trouvé des proportions salines *considérables,* presque TRIPLES de celles obtenues par les autres observateurs. Or, ce fait est bien réellement FAUX, et restera FAUX tant que les vérités mathématiques seront des vérités. Car, enfin, en établissant la comparaison comme elle doit l'être, pour ne pas donner un résultat FAUX, on trouve que la proportion des sels de mon analyse est à peu près d'un *tiers* plus élevée que celle indiquée par MM. Gueymard, Breton et Leroy, et non pas TRIPLE ou trois fois plus forte, comme le prétendait mon adversaire, en comparant des résultats qui n'étaient pas comparables (1).

Voyons à présent comment M. Gerdy, qui devait tout simplement reconnaître son erreur, se maintient dans la même affirmation, ou du moins comment il échappe au désagrément d'avouer qu'il s'est bien réellement *trompé*. Je cite textuellement : son explication est trop curieuse pour en rien retrancher. ·

J'ai dit SELS DESSÉCHÉS, *parce que l'on n'apprécie le poids des sels cristallisés, comme des sels anhydres, qu'après les avoir desséchés, ce qui ne signifie pas du tout qn'on réduit les sels cristallisés à l'état anhydre* (2). *Qui ne sait, en effet, que les sels* ANHYDRES *sont ceux*

(1) Dans mon ouvrage sur l'eau d'Allevard, j'ai donné une explication toute naturelle de cette différence, d'ailleurs très-peu importante, comme on vient de le voir, des résultats de plusieurs analyses. Voici ce qu'on y lit à la page 233 : — CETTE DIFFÉRENCE *dans les résultats de plusieurs analyses peut s'expliquer facilement du reste : comme nous l'avons déjà fait remarquer, nous avons toujours procédé dans nos recherches analytiques sur l'eau de la source de la galerie qui ne subit aucun mélange d'eau commune. Sans doute les chimistes qui ont fait le même travail auront opéré sur de l'eau minérale du puits, laquelle, comme nous l'avons indiqué dans un précédent chapitre, était, à l'époque de nos travaux, altérée par un mélange d'eau non minéralisée. Nous ne reviendrons pas sur cette observation qui s'applique aussi aux différences trouvées dans les autres produits de l'analyse.* (Hist. chim. médic. et topographique de l'eau minérale et de l'établissement thermal d'Allevard (Isère.)

(2) Mais M. Gerdy le sait fort bien, le mot *desséché* ne peut pas s'appliquer aux sels cristallisés, puisque dans l'analyse on ·

qui ne contiennent point d'eau de cristallisation, d'eau combinée avec ses éléments, témoin le sulfate de soude qui contient plus que son poids d'eau de cristallisation, quoiqu'il soit parfaitement sec? Certes, M. Dupasquier sait fort bien tout cela; mais il lui convient, pour se mettre plus à l'aise, de me prêter des expressions que je n'ai employées nulle part, et il me fait dire SELS DESSÉCHÉS ET ANHYDRES (1), *quand j'ai dit tout simplement* SELS DESSÉCHÉS. *Et puis il me jette à la tête le total de sa colonne des sels anhydres!* (page 48.)

Oui, Monsieur, je sais fort bien tout cela, et c'est parce que je le sais fort bien que j'ai lieu de m'étonner que vous jouiez ainsi sur le sens d'un mot comme si vous vouliez soutenir un fait absolument FAUX, et laisser croire ce que vous avez avancé : que j'ai trouvé des proportions de sels *considérables, presque* TRIPLES, ou autrement trois fois plus fortes que celles indiquées par les autres observateurs. Car, enfin, c'est là, et là seulement qu'est l'erreur que vous avez commise, l'erreur grave que je vous ai reprochée. Je vous le répète, et j'ai le droit de vous le répéter, ce fait est FAUX et restera FAUX en dépit de toutes les équivoques. Les équivoques, Monsieur, sont de misérables moyens qu'il faut laisser aux hommes de la *grâce suffisante* et de la *grâce efficace,* aux jésuites (2) : il sont indignes de la science.

établit leur quantité seulement par le calcul.—D'ailleurs il ne s'agit pas du sens d'un mot, mais d'un fait; quelque sens qu'il veuille maintenant donner au mot *desséché,* il n'en est pas moins vrai qu'il a comparé ce qui n'était pas comparable, et obtenu un résultat absolument FAUX.

(1) J'ai dit *sels desséchés ou anhydres,* parce que ces deux expressions sont, dans ce cas, équivalentes l'une de l'autre. M. Gerdy me fait dire *sels desséchés et anhydres* (ce qui est un peu différent) pour faciliter sa pauvre équivoque. Pauvre moyen, pauvre résultat!

(2) « Je veux maintenant vous parler des facilités que nous

J'ai dit que ce fait était FAUX, et je maintiens cette expression parce qu'elle est vraie et qu'elle n'a en soi rien d'injurieux. Vous me reprochez de vous avoir accusé de mensonge, ce qui n'est pas : je connais assez la valeur des mots et je sais trop les égards qu'on se doit entre confrères pour avoir employé, lors même que j'en aurais eu le droit, une semblable expression. Le mot *mensonge* est de vous, Monsieur : je vous en laisse toute la responsabilité.

CONCLUSION.

Des 50 pages de la dernière brochure de M. Gerdy que ressort-il ?

1° Que M. l'Inspecteur d'Uriage a fait des recherches sur les composés du soufre, recherches qui ont abouti à la découverte d'un acide qui n'existe pas, c'est-à-dire, à une *erreur*. — 2° Que l'existence des hyposulfites dans l'eau d'Uriage est au moins très-problématique pour M. Gerdy lui-même, puisque, bien qu'il les admette en proportion assez considérable, il ne les a trouvés en réalité que par induction ou supposition; qu'il en est de même, par conséquent, de l'existence du soufre représenté par ces mêmes hyposulfites.—3° Que M. Ger-

avons apportées pour faire éviter les péchés dans les conversations et dans les intrigues du monde. Une chose des plus embarrassantes qui s'y trouve est d'éviter le mensonge, et surtout quand on voudrait bien faire accroire une chose fausse. — « C'est à quoi sert admirablement notre doctrine des équivo- « ques, par laquelle il est permis d'user de termes ambigus, en « les faisant entendre en un autre sens qu'on ne les entend « soi-même, comme dit Sanchez. »

(PASCAL, *Provinciales*, 9ᵉ *lettre*.)

dy, contre sa volonté, je n'en doute pas, avait avancé un fait FAUX, et que ce fait reste bien FAUX, malgré l'équivoque dont il se trouve enveloppé dans son argumentation dernière.

Outre cela, il est vrai, M. Gerdy parle d'un défi scientifique que j'ai proposé et que je n'aurais pas soutenu; il demande des juges; il veut la vérité, la vérité tout entière !

Tout cela est fort bien; mais, quant au défi, M. Gerdy oublie que je suis allé à Grenoble pour le soutenir, à l'époque que j'avais indiquée par les journaux de la localité, et qu'il n'a donné signe de vie que longtemps après mon départ; faisant en cela comme ces gens qui se taisent quand leur adversaire est présent, et qui crient bien fort quand il n'est plus là.

M. Gerdy demande des juges, je l'en loue beaucoup, et j'applaudis d'avance à tout ce qu'il fera pour en obtenir. Qu'il choisisse même à son gré parmi les honorables savants de la Faculté de Grenoble, qui sont cependant ainsi que lui et moi en cause dans ce débat. Ce n'est pas eux certainement qui emploieront des équivoques pour résoudre une question de science.

M. Gerdy demande enfin la vérité, la vérité tout entière. Comme lui, et, certes, plus que lui, je la veux, je la désire, je la demande. Mais je l'attends sans impatience comme sans inquiétude. J'ai procédé, ainsi que doit le faire un homme de science, avec conscience et attention. Si je m'étais trompé en quelque point (ce qui n'est nullement démontré jusqu'à présent), je n'aurais pas de honte à l'avouer, car cela peut arriver à de plus habiles, et ce n'est certes pas moi qui ferais usage d'équivoques pour déguiser une erreur.

La vérité d'ailleurs n'est-elle pas déjà venue? n'a-t-elle pas déjà parlé ?

Je le demande, qui, de **M.** Gerdy ou de moi, a été obligé, et cela à plusieurs reprises, de démentir ce qu'il avait précédemment avancé?

La vérité! plus d'une fois déjà elle a été fâcheuse pour M. Gerdy.

La vérité, en effet, c'est que M. Gerdy s'est trompé à l'égard des sulfures;

La vérité, c'est qu'il a admis des hyposulfites par *induction* ou supposition;

La vérité, c'est que l'existence de ces sels dans l'eau d'Uriage est au moins fort problématique, pour M. Gerdy lui-même;

La vérité, c'est que ces sels, ainsi que je l'ai démontré par l'expérimentation clinique, agissent simplement comme des sels neutres, comme le sulfate de soude, par exemple, et ne doivent pas être compris parmi les principes dits sulfureux ou hépatiques des eaux minérales;

La vérité, c'est que le soufre hydraté, même en très-petite proportion, donne aux eaux qui le contiennent une apparence un peu lactescente, ou du moins opaline, ce qui prouve que l'eau d'Uriage, qui est limpide et transparente, ne peut contenir que des traces insensibles de cet hydrate de soufre, tant affectionné aujourd'hui de M. l'Inspecteur des eaux d'Uriage.

La vérité enfin, c'est que de tout ce qui précède il ressort nécessairement cette conséquence, que les eaux d'Uriage, si elles sont très-salines, sont en même temps *très-peu sulfureuses.*

AVIS AU LECTEUR.

—

M. Gerdy ayant prétendu que, dans ma réponse de l'année dernière, j'ai employé à son égard des *personnalités injurieuses*, ce que je nie absolument, je reproduis ici cette réponse, pour que le lecteur en puisse juger. Il y trouvera sans doute des vérités qui ont pu être désagréables pour M. l'Inspecteur des eaux d'Uriage ; mais des personnalités, mais des injures, nulle part. — Le lecteur y verra d'ailleurs que je soutiens toujours ce que j'ai soutenu primitivement, et que je ne change pas chaque année, comme mon adversaire, d'opinions, d'arguments, de langage.

COURTE RÉPONSE

À

M. LE DOCTEUR VULFRANC GERDY,

Médecin-Inspecteur des eaux d'Uriage,

RELATIVEMENT A SA DERNIÈRE BROCHURE SUR LES EAUX D'ALLEVARD ET D'URIAGE.

> Il n'y a ni subtilités de parole et d'argumentation, ni évolutions de polémique plus ou moins scientifique, qui puissent détruire ce fait, que *les eaux d'Uriage sont* TRÈS-SALINES, PURGATIVES *et* PEU SULFUREUSES ; *que les eaux d'Allevard sont, au contraire,* TRÈS-SULFUREUSES, PEU SALINES *et* NULLEMENT PURGATIVES. — La nature les a faites ainsi et jusqu'à ce qu'il lui plaise de les changer, elles resteront telles.

1842.

M. le docteur Vulfranc Gerdy, après plus d'une année de silence, vient de renouveler le débat qui s'était élevé entre nous, au sujet de l'appréciation des quantités respectives de principe sulfureux, contenues dans les eaux d'Allevard et d'Uriage, et cela, en publiant un long plaidoyer prétendu chimique, destiné à faire absoudre ces dernières de l'accusation portée contre elles, de pauvreté en matière de soufre.

Je ne suis point étonné de ce nouvel effort de M. Gerdy en faveur des eaux d'Uriage. En donnant à mes confrères des indications propres à les guider dans l'emploi des eaux sulfureuses les plus rapprochées de Lyon, j'ai froissé, sans le vouloir, des intérêts. Ces intérêts devaient parler, ne fût-ce que pour embrouiller la question et jeter du doute dans les esprits. Dans sa position, M. Gerdy a dû naturellement prendre leur défense ; — mon honorable confrère méritait une cause meilleure.

De mon côté, je dois une réponse aux conclusions erronées de M. Gerdy ; elle sera courte : peu de mots me suffiront pour mettre à néant cet échaffaudage si péniblement élevé d'assertions hasardées, de faits inexacts, de déductions scientifiques insoutenables.

Et d'abord, je dirai à mon honorable confrère : Il n'y a ni subtilités de parole et d'argumentation, ni évolutions de polémique plus ou moins scientifique, qui puissent détruire ce fait, que *les eaux d'Uriage sont* TRÈS-SALINES, PURGATIVES *et* PEU SULFUREUSES ; que *les eaux d'Allevard sont, au contraire,* TRÈS-SULFUREUSES, PEU SALINES *et* NULLEMENT PURGATIVES. — La nature les a faites ainsi et, jusqu'à ce qu'il lui plaise de les changer, elles resteront telles.

Ce fait que je pose en principe, parce qu'il résulte d'une expérimentation consciencieuse, est patent d'ailleurs pour les chimistes comme pour les médecins, par les seules qualités physiques des eaux soumises à la comparaison, et par l'observation de leurs effets thérapeutiques. L'exactitude de ce fait est si évidente, quand on compare seulement l'odeur et la saveur des deux eaux minérales, et surtout quand on observe les effets de leurs émanations sur les objets de cuivre ou d'argent, que les malades qui font usage des unes et des autres dans la même saison, ne conservent eux-mêmes aucun doute à cet égard.

Malgré cette évidence qui frappe tous les yeux, M. Gerdy, pour la troisième fois, tente de prouver qu'il y a eu erreur dans mon examen comparatif ; mais ce n'est pas en apportant des raisonnements et des faits nouveaux à l'appui de ses premières assertions. — A la seconde attaque, il avait abandonné les arguments de la première ; — à cette troisième, il ne revient plus sur ceux de la seconde, la nullité des uns et des autres étant démontrée, étant reconnue de tout le monde, même de l'honorable Inspecteur des eaux d'Uriage.

La première fois que M. Gerdy a voulu établir la prétendue

inexactitude des résultats de mon examen comparatif, c'était dans une note envoyée à la Société de médecine de Lyon, et lue à la Société de statistique de l'Isère. — Cette première fois, selon mon honorable confrère, je n'avais parlé que du soufre de l'acide sulfhydrique, et nullement du soufre en proportion beaucoup plus considérable , qui constituait les sulfures de chaux et de magnésie signalés dans l'analyse de M. Berthier, lequel soufre des sulfures représentait 31 centimètres cubes d'acide sulfhydrique, c'est-à-dire un quart de plus environ que n'en contient l'eau d'Allevard, où le sulfhydromètre en a signalé 24 centimètres cubes 75.— Je répondis que, s'il y avait erreur, elle n'était pas de mon côté, puisque l'iode du sulfhydromètre, dont je m'étais servi, décompose les sulfures (quand il y en a),comme l'acide sulfhydrique , et indique en totalité le soufre contenu dans ces divers composés sulfureux.

Aujourd'hui, M. Gerdy ne conteste plus ce que j'ai dit à cet égard : il a *reconnu lui-même* que *l'eau d'Uriage ne contient point de sulfures* en solution. — *J'avais donc raison cette première fois.*

La *seconde fois* que M. Gerdy m'a fait l'honneur de combattre mon travail (1), il ne parlait plus de *l'oubli des sulfures*, on vient de voir pourquoi. — Cette fois, si j'avais trouvé très-peu de soufre, c'est que j'avais opéré sur de l'eau sulfureuse qui n'était pas pure, mais mélangée d'eau ferrugineuse. — Dans mon ouvrage sur Allevard, j'ai dit que j'avais pris l'eau près des bains romains, lieu où il est de notoriété publique qu'elle n'est pas mélangée. — Aujourd'hui ce fait, comme le précédent, n'est plus contesté par M. Gerdy. Mon honorable confrère convient qu'il a expérimenté sur l'eau d'Uriage, en se servant de ma méthode analytique, et qu'il est arrivé au résultat que j'ai indiqué; il ajoute même que mon assertion, à l'égard de la proportion de soufre qu'elle contient, *serait véridique, si on ne tenait compte dans l'eau d'Uriage que des principes sulfureux appréciables par le sulfhydromètre.*

---

(1) Lettre insérée dans les journaux de Grenoble.

Ainsi, *je n'avais donc pas opéré sur de l'eau impure ou mé-langée, j'avais donc raison une seconde fois* (1).

Arrivons à la troisième campagne de l'honorable Inspecteur des eaux d'Uriage, à la dernière brochure de M. Gerdy, à celle qui me fait prendre la plume en ce moment. Voyons si j'aurai raison une troisième fois.

Cette troisième fois, M. Gerdy a complètement changé ses batteries. Il n'est plus question du soufre des sulfures, lesquels sulfures, dans l'analyse de M. Berthier, auraient représenté à eux seuls plus de soufre que n'en contient l'eau d'Allevard; mon honorable confrère a reconnu, comme je l'ai déjà dit, que M. Berthier, qui en avait indiqué dans son analyse, était dans l'erreur; M. Gerdy affirme même que l'eau d'Uriage n'en con-tient pas. — Comment donc alors cette eau, qui marque seu-lement 3 degrés au sulfhydromètre, selon l'expérimentation de M. Gerdy comme d'après la mienne, est-elle aussi fortement sulfureuse qu'il le prétend? C'est, répond-il, qu'elle *contient en abondance des hyposulfites*, sels dont je ne pouvais tenir compte dans mon analyse par le sulfhydromètre (2).

Apprécions la valeur de cette assertion nouvelle.

Et d'abord, quels sont les hyposulfites que M. Gerdy a re-connus? Y en a-t-il un, deux ou trois? sont-ils à base de soude, de chaux ou de magnésie? quels moyens a-t-il employés pour déceler leur présence? Il n'en parle pas. — En opérant comme il l'a fait, mon honorable confrère pouvait les décomposer, s'ils existaient, mais non pas établir leur existence. Quand on avance un fait dans une science comme la chimie, il faut qu'il résulte de preuves expérimentales claires et positives.

Mais en admettant, ce qui reste à démontrer, que l'eau

---

(1) Dans sa brochure de cette année (1845), M. Gerdy prétend que j'ai puisé l'eau dans le ruisseau : je lui répète de nouveau que je l'ai prise au réservoir, près des bains Romains.

(2) Voici ce qu'on lit à cet égard dans la brochure de M. Gerdy, p. 20. « M. Dupasquier m'a répondu que par son procédé il appréciait les sulfures tout aussi bien que l'acide sulfhydrique. *Je le sais* (M. Gerdy a cependant soutenu le contraire); mais ce qu'il n'apprécie pas, ce sont les hyposulfites qui existent en abondance dans l'eau d'Uriage et point à Allevard. »

d'Uriage tient en solution un ou plusieurs hyposulfites, y seraient-ils en abondance, comme l'indique M. Gerdy, et le sulfhydromètre serait-il impuissant à déterminer le soufre qu'ils contiennent? La première assertion n'est pas plus exacte que la seconde, et je le prouve :

Avancer, comme le fait M. Gerdy, que la teinture d'iode du sulfhydromètre n'indique pas le soufre des hyposulfites, est, en effet, une très-grave erreur. Si M. Gerdy avait pris la peine de faire une seule expérience, il aurait reconnu que les hyposulfites donnent lieu, dans l'analyse sulfhydrométrique, à la même réaction que les sulfures ou sulfhydrates et l'acide sulfhydrique (1). L'iode détruit complètement les hyposulfites, en donnant lieu à la décomposition de l'eau, pour lui enlever de l'hydrogène, et former de l'acide iodhydrique, pendant que son oxygène fait passer les hyposulfites à l'état de sulfates. — Tant qu'il reste une trace d'hyposulfite, l'iode ne bleuit pas l'amidon; la sensibilité de ce réactif pour les hyposulfites, n'est pas moins remarquable que celle qu'il montre à l'égard des sulfures et de l'acide sulfhydrique (2).

Or, puisque le sulfhydromètre indique aussi bien le soufre des hyposulfites que celui des sulfures et de l'acide sulfhydrique, il ne peut donc exister dans l'eau d'Uriage, qui marque seulement 3 degrés, qu'une quantité très-minime d'hyposulfite, si toutefois il en existe. Et quant au chiffre du soufre représenté par ces 3 degrés, loin qu'il faille l'augmenter, il devrait, au contraire, être diminué de toute la quantité de celui de l'hyposulfite, ainsi que je vais bientôt le démontrer.

Les deux dernières assertions de M. Gerdy sont donc tout-

(1) Ce fait a été démontré par des expériences dans la dernière séance de la Société de Médecine de Lyon.

(2) L'action de l'iode sur les hyposulfites était même la seule objection sérieuse qui empêchât que le sulfhydromètre pût servir dans tous les cas d'analyse des eaux sulfureuses. Cette objection n'existe plus. M. O. Henry, dans son rapport à l'Académie royale de médecine, a indiqué un moyen de déterminer isolément par le sulfhydromètre le soufre soit de l'acide sulfhydrique, soit des sulfures, soit des hyposulfites. — De mon côté, j'ai trouvé un moyen très-simple d'arriver au même résultat, en opérant à la source même, et en quelques minutes.

à-fait inexactes. Contrairement à ce qu'il a avancé, le sulfhy-dromètre indique le soufre des hyposulfites, d'où il résulte que s'il en existe dans l'eau d'Uriage, ils ne peuvent y être qu'en proportion très-minime et *non en abondance*.

Mais quand l'eau d'Uriage contiendrait des hyposulfites en abondance, elle ne pourrait pas être regardée pour cela comme une eau très-sulfureuse. Je vais encore prouver ce que j'avance.

Les eaux sulfureuses, soit froides, soit thermales, *naturelle-ment* ou dans *l'état normal*, ne sont minéralisées que par l'hy-drogène sulfuré (acide sulfhydrique) et par les sulfhydrates ou sulfures solubles. Quand elles contiennent des hyposulfites, ce qui est d'ailleurs très-rare, c'est qu'elles ont été *altérées, décom-posées, dénaturées* par le contact de l'oxygène de l'air, qui acidifie le soufre des sulfures, et le fait passer à l'état d'acide hyposulfureux.

Si donc l'eau que fait administrer M. Gerdy contenait en abondance des hyposulfites , elle les devrait à ce qu'elle aurait été dénaturée par le contact de l'air. — Serait-ce donc là une recommandation pour l'établissement d'Uriage?

L'existence d'une certaine quantité d'un ou de plusieurs hyposulfites ne prouverait rien d'ailleurs, relativement à l'eau d'Uriage, considérée comme eau sulfureuse. — Ce qu'on appelle principe sulfureux, principe hépatique, c'est le soufre combiné à l'hydrogène, formant l'acide sulfhydrique libre ou le gaz hydrogène sulfuré, et l'acide sulfhydrique combiné, dans les sulfhydrates et dans les sulfures (1). — C'est l'existence d'un ou de plusieurs de ces composés qui donne aux eaux sulfu-reuses leur odeur caractéristique d'œufs pourris. — Il n'y a aucune divergence d'opinion à cet égard, soit parmi les mé-decins, soit parmi les chimistes.

Les hyposulfites n'ont aucun rapport de nature avec ce qu'on appelle les *principes sulfureux;* ce sont des sels formés par un acide oxygéné comme l'acide sulfurique; sels très-stables, c'est-à-dire difficilement décomposables; sels incolores et *sans*

____

(1) Les sulfures dissous dans l'eau deviennent des sulfhydrates.

odeur, comme les sulfates. Assurément ils contiennent du soufre ; mais les sulfates et les sulfites en contiennent aussi, et personne n'ignore qu'ils ont des propriétés très-différentes de celles des principes dits sulfureux.

En résumé, *j'ai donc encore raison une troisième fois,* puisque, contrairement aux assertions de M. Gerdy, le sulfhydromètre indique le soufre des hyposulfites ; puisque l'eau d'Uriage ne marquant que 3 degrés, ne peut contenir qu'une minime quantité d'hyposulfite, si elle en contient, ce que M. Gerdy n'a pas prouvé ; puisque enfin, les hyposulfites diffèrent essentiellement des sulfhydrates ou sulfures qui seuls constituent avec l'acide sulfhydrique ce qu'on appelle en thérapeutique les principes sulfureux.

Il est vrai que M. Gerdy, dans la disette de bons arguments où il se trouve, se rattache, comme on dit, à toutes les branches, et découvre encore dans l'eau d'Uriage des traces de soufre à l'état de suspension, comme cela arrive en effet dans les eaux décomposées par l'air atmosphérique ; état dans lequel, ajoute mon honorable confrère, *il doit être très-actif.* Cette transformation du gaz sulfhydrique à l'état de soufre en suspension dans l'eau, paraît, même à M. Gerdy, *utile, nécessaire.*
— D'où il faudrait conclure que *les eaux dénaturées par l'air valent mieux que les eaux dans un état de conservation parfaite.*
— Voilà cependant où peut conduire l'argumentation quand elle n'a pas pour base la vérité !

Mais laissons l'eau d'Uriage, et terminons en examinant ce que valent les tentatives de M. Gerdy pour détruire, ou du moins pour atténuer la confiance qui a été accordée à mon travail sur l'eau d'Allevard, confiance qui est rendue évidente par une affluence considérable de malades auprès de cette source sulfureuse.

En ce qui touche mon analyse, M. Gerdy, pour en infirmer les résultats, dit que j'ai trouvé dans l'eau d'Allevard une quantité de sels beaucoup plus considérable que celle indiquée par les autres chimistes qui m'ont précédé dans les mêmes recherches. Cette assertion pourrait être vraie et ne rien prouver ; car il resterait à savoir de quel côté serait l'erreur ; voyons d'ailleurs si elle est fondée. Suivant M. Gerdy, j'aurais obtenu un total de 3 grammes 539 milligrammes de sels desséchés ou anhydres. — Je ne voudrais pas donner un démenti à mon honorable confrère, mais j'y suis forcé : *Ce fait est faux !* — Si M. Gerdy avait additionné avec *plus d'attention,* il aurait trouvé pour total à la colonne des sels desséchés ou anhydres de mon analyse, 2 grammes 240 milligrammes par litre, et non pas, comme il le dit, 3 grammes 539 milligrammes, ce qui est très-différent.

Relativement à l'emploi du sulfhydromètre, ou à ma nouvelle méthode d'analyser les eaux sulfureuses, après le succès qu'elle a obtenu auprès des savants, je ne crois pas avoir à la défendre (1). Considérée comme un grand progrès et adoptée par les chimistes spécialement adonnés à l'analyse des eaux minérales, elle a été signalée comme une invention d'une grande importance et d'une utilité incontestable, dans deux rapports faits, le premier à l'Institut, par MM. Dumas et Pelouze ; le second à l'Académie royale de Médecine, par MM. O. Henry, Rayer et Thillaye.

Pour toute réponse aux attaques de l'honorable Inspecteur des eaux d'Uriage, je me bornerai à citer les conclusions du rapport adopté par l'Institut.

Ce rapport, fait par MM. Dumas et Pelouze, se termine ainsi : « *Le* SULFHYDROMÈTRE *de M. Duspasquier* PERMETTRA DE RECTIFIER, NOUS N'EN DOUTONS PAS, BIEN DES ERREURS *qui ont été commises dans le dosage de l'élément sulfureux des eaux minérales ; il indiquera avec certitude quelles sont les sources dans lesquelles ce principe reste constant, comme il permettra de suivre avec facilité les variations qu'elles pourront présenter. Il serait bien à désirer que M. Dupasquier continuât à s'occuper d'une*

____

(1) Parmi les objections, toutes sans valeur, que M. Gerdy fait à l'emploi du sulfhydromètre, il dit que l'iode réagit sur les *cyanures ;* or, il n'y a point de cyanures dans les eaux minérales ; il dit même, ce qui est bien plus inconcevable et plus plaisant, que l'iode réagit aussi sur *l'urine ;* — comme si l'urine faisait partie des éléments minéralisateurs de l'eau d'Uriage et des autres eaux minérales !

question si intéressante à plusieurs égards, si importante pour la thérapeutique.

Nous avons constaté la bonté de la nouvelle méthode dont la chimie est redevable à M. Dupasquier, et nous avons l'honneur de proposer à l'Académie l'insertion du Mémoire de ce chimiste distingué dans le RECUEIL DES SAVANTS ÉTRANGERS. Signé : Dumas, Pelouze.

Ces conclusions ont été adoptées dans la séance du 9 août 1841.

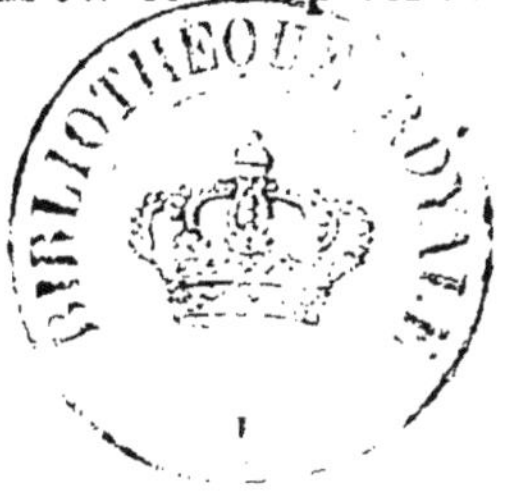